COMMENT AUGMENTER VOTRE SPIRITUALITÉ ÉMOTIONNELLE ET PERSONNELLE

RÉUSSIR DANS VOTRE VIE EN ÉTANT UNE PERSONNE SPIRITUELLE, APPRENDRE DES AFFIRMATIONS POSITIVES POUR ATTIRER LE BONHEUR

Jorge O. Chiesa

Première édition

Table des matières

Introduction : Aromathérapie

Vous avez probablement entendu le terme Aromathérapie et vous vous êtes demandé ce que signifie exactement ce mot amusant "aromathérapie". C'est l'utilisation des huiles végétales sous leur forme la plus essentielle pour favoriser le bien-être mental et physique. L'utilisation du mot arôme implique le processus d'inhaler les odeurs de ces huiles dans vos poumons pour un bénéfice thérapeutique.

Si vous avez déjà utilisé un massage à vapeur pour tousser, alors vous avez essayé l'aromathérapie, mais pas dans sa forme la plus pure. En fait, vous utilisez probablement l'aromathérapie sur vous-même et votre famille depuis de nombreuses années sans vous en rendre compte à l'aide de bains de vapeur ou de vaporisateurs électriques.

Vicks ou d'autres marques de nettoyant à vapeur utilisent de l'eucalyptus ou du menthol pour nettoyer les seins et les narines farcies. Imaginez si vous utilisiez de l'huile essentielle d'eucalyptus non diluée, à quel point vos poumons seraient clairs.

Le terme aromathérapie est généralement nouveau, commençant à être utilisé au 20e siècle, mais cette pratique existe depuis des milliers d'années. On croit que les Chinois ont été l'une des premières cultures à utiliser les odeurs de plantes pour promouvoir la santé en brûlant de l'encens. Les anciens Égyptiens utilisaient de l'huile de cèdre distillée mélangée à des clous de girofle, de la cannelle, de la muscade et de la myrrhe pour embaumer le défunt. Les Egyptiens utilisaient également des huiles pour parfumer les hommes et les femmes.

Au XIVe siècle, lorsque la peste bubonique frappa des milliers de personnes, les arômes furent utilisés pour se protéger contre cette maladie mortelle. On dit même que la chanson populaire pour enfants "Ring Around the Roses" fait référence à l'aromathérapie. Les lignes, "une poche pleine de bouquets", font supposément référence au fait de garder la fleur dans la poche de la personne afin d'éloigner la maladie.

Au cours des siècles suivants, les livres sur l'utilisation des huiles dans la guérison se sont multipliés.

L'alchimiste grec Paracelse a utilisé le terme "essence" et a concentré son étude sur l'utilisation des plantes à des fins thérapeutiques.

Alors que l'utilisation des huiles essentielles pour la parfumerie a continué à se développer au fil des siècles, leur utilisation à des fins médicinales a légèrement diminué jusqu'en 1928 environ.

C'est alors qu'un chimiste français nommé René-Maurice Gattefosse découvre accidentellement l'utilisation de l'huile essentielle de lavande pour soigner les blessures.

On dit qu'il s'est brûlé l'avant-bras et l'a placé par réflexion dans le liquide le plus proche qu'il a vu, qui était l'huile essentielle de lavande. Il a été surpris de découvrir que la brûlure guérissait rapidement et ne laissait aucune cicatrice. C'est alors qu'il a commencé à utiliser le terme aromathérapie et a écrit sur les pouvoirs des huiles essentielles.

Aujourd'hui, beaucoup de gens essaient de revenir à la nature. Les gens ont pu constater de première main les effets dangereux des produits chimiques synthétiques et des drogues transformées.

L'utilisation de toutes les huiles essentielles naturelles à des fins médicinales, cosmétiques et thérapeutiques ne cesse de croître. De nombreuses personnes ont constaté que les résultats de l'aromathérapie sont beaucoup plus importants que ceux des médicaments artificiels et qu'ils ont beaucoup moins d'effets secondaires négatifs.

L'aromathérapie peut être utilisée seule ou en combinaison avec des traitements médicaux typiques. Par exemple, vous pouvez utiliser l'aromathérapie pour soulager la douleur après une intervention chirurgicale. Vous bénéficiez toujours des avantages de la chirurgie, mais vous n'avez pas à prendre les analgésiques puissants et souvent dangereux qu'un médecin vous prescrit.

La sécurité des huiles essentielles

Les huiles essentielles utilisées en aromathérapie ne sont pas toujours faciles à trouver. La Food and Drug Administration ne réglemente pas les huiles essentielles, de sorte que vous, le consommateur, devrez lire attentivement les ingrédients de toute huile que vous achetez pour vous assurer qu'elle est dans sa forme la plus pure.

Pour profiter au maximum de l'aromathérapie, les huiles doivent être utilisées dans leur forme la plus pure.

➢ *Trouver les meilleures huiles essentielles*

Essayez d'éviter les huiles synthétiques. Les huiles essentielles sont le seul moyen d'obtenir un bénéfice thérapeutique de l'aromathérapie. De nombreux types d'huile différents ne seront pas bon marché et ne peuvent être évalués de la même manière que le processus de distillation est varié.

L'exposition à la lumière diminue la capacité d'une huile essentielle à fonctionner, donc n'achetez que des huiles qui sont vendues dans des bouteilles foncées.

Le terme "huile" est souvent mal choisi, car beaucoup d'entre eux ne sont pas huileux du tout. Pour tester comment une huile est distillée, essayez de la jeter sur un morceau de papier pour voir si elle se dissout rapidement et ne laisse pas de tache d'huile.

Si vous avez un magasin de produits de santé dans votre région, achetez-y plutôt qu'une parfumerie. Ils sont plus susceptibles d'avoir de vraies huiles essentielles à vendre.

> ### *Utilisation des huiles essentielles*

Les huiles essentielles sont très puissantes lorsqu'elles ne sont pas diluées. Pour les sécuriser, il faut les diluer avec une huile de base. Renseignez-vous auprès de votre magasin de produits de santé local pour connaître les huiles de support disponibles, car il y en a beaucoup à choisir.

Suivez attentivement les instructions lors de la préparation de tout composé à base d'huiles essentielles. Si une ordonnance indique une goutte, n'utilisez qu'une seule goutte. Toute personne allergique aux noix doit également éviter les huiles de support dérivées de noix.

Les huiles doivent être entreposées hors de la portée des enfants. En cas d'ingestion accidentelle, communiquer immédiatement avec le centre antipoison. Les femmes enceintes devraient consulter leur médecin avant de participer à tout type d'aromathérapie.

Si vous prévoyez utiliser l'aromathérapie

chez les nourrissons ou les personnes âgées, il est recommandé d'utiliser de petites quantités d'huile dans votre ordonnance. Vérifiez auprès de votre médecin pour vous assurer qu'il est sécuritaire pour un groupe d'âge particulier.

Certaines huiles peuvent être toxiques si elles sont avalées, même en petites quantités. En général, sauf indication contraire, les huiles essentielles ne doivent pas être ingérées.

Les huiles essentielles conservées dans un endroit frais, sec et bien couvert durent de six à douze mois. Il est important de garder le moins d'oxygène possible en contact avec les huiles, il est donc important de les stocker dans des bouteilles pleines, en réduisant la taille de la bouteille au besoin.

Les huiles essentielles ne doivent jamais être placées sur la peau à l'état pur. Ils peuvent irriter votre peau rapidement et provoquer une réaction en chaîne qui vous rendra sensible à cette huile pour la vie.

Les personnes souffrant d'asthme, d'épilepsie ou d'autres maladies graves devraient consulter leur médecin avant d'utiliser l'aromathérapie.

Pour éviter une réaction allergique, appliquez une petite quantité d'huile diluée sur une tache de votre peau. Couvrez la tache avec un pansement et attendez une journée entière pour voir si une irritation se produit. Ceci peut prévenir une réaction allergique potentiellement importante aux huiles essentielles. Les huiles essentielles doivent être tenues à l'écart des flammes nues ou des risques d'incendie, car elles sont toutes inflammables. N'utilisez jamais d'huile près des yeux. Se laver soigneusement les mains après avoir manipulé des huiles essentielles pour éviter tout contact avec les yeux ou la bouche.

Huiles essentielles dangereuses

Certaines huiles essentielles sont très dangereuses. Ces huiles ne devraient pas être vendues du tout, mais elles peuvent être achetées via Internet ou dans des magasins moins réputés.

D'autres peuvent être sûrs dans certains cas, mais peuvent être très dangereux s'ils sont utilisés dans certaines circonstances. Avant de prendre un plan d'aromathérapie, prenez votre temps pour comprendre quelles huiles sont sûres. Gardez à l'esprit que le fait que quelque chose soit totalement naturel ne signifie pas nécessairement qu'il n'est pas dangereux pour votre santé.

❖ Le romarin, la sauge commune, l'hysope et le thym ne devraient jamais être utilisés si vous souffrez d'hypertension artérielle.

❖ Le fenouil doux, l'hysope, la sauge et le romarin doivent être évités si vous souffrez d'épilepsie.

❖ Les diabétiques ne devraient pas utiliser angélique.

❖ Ceux qui souffrent d'hypoglycémie devraient éviter le géranium.

❖ Les personnes souffrant de problèmes rénaux devraient faire attention si elles utilisent du genévrier, du bois de santal ou de la coriandre.

❖ Les futures mamans devraient surtout éviter le genévrier, l'hysope, la sauge, la menthe, le citron, le fenouil, la verveine citronnée, le romarin et la gaulterie.

❖ La sauge chlorée ne doit pas être utilisée en buvant, car elle intensifiera les effets de l'alcool et le fera agir comme un narcotique.

❖ La camomille et la marjolaine ne doivent pas être utilisées au volant car elles provoquent la somnolence.

❖ Certaines huiles peuvent causer des allergies, comme la citronnelle, la sauge, l'ylang ylang et l'huile de verveine.

❖ Les huiles que l'on croit cancérigènes sont les calmars et les sassafras, qui devraient être évités par tous.

❖ Le salicylate de méthyle est l'ingrédient actif de l'aspirine et de l'huile essentielle de bouleau doux. Si vous utilisez de l'aspirine à des fins médicinales, vous devriez l'éviter en raison du risque de surdosage. Il doit également être tenu à l'écart des enfants, car il sent bon et est tout aussi dangereux pour eux.

Tandis que la liste ci-dessus sont des huiles qui peuvent être dangereuses dans certaines situations, il y a d'autres huiles qui ne devraient pas être utilisées en aromathérapie du tout. Ces huiles peuvent être caustiques si inhalées et doivent être évitées à tout prix. Cette liste n'est pas exhaustive, vous devriez vous renseigner sur l'huile que vous prévoyez utiliser avant de l'acheter.

Huiles à ne pas utiliser en aromathérapie

- *Amande -* Contient du cyanure qui, même en petites quantités, peut être mortel.
- *Anis -* Irritant pour la peau.
- *Arnica -* Peut causer des étourdissements et des irrégularités cardiaques.
- *Bergamote - De* graves coups de soleil phototoxiques peuvent se produire si exposé à la lumière du soleil.
- *Boldo Leaf -* Produit des convulsions même en petites quantités.

- ***Calamus*** - Possède des propriétés cancérigènes (cancérigènes) et peut causer des dommages aux reins et au foie.
- ***Camphre - L'***ingestion orale peut être toxique.
- ***Cassia*** - Irritant pour la peau et les muqueuses.
- ***Écorce de cannelle*** - Irritant pour la peau.
- ***Costus*** - Irritant pour la peau.
- ***Aunée*** - Classé comme un irritant cutané grave.
- ***Fenouil*** - Peut causer des épisodes épileptiques.
- ***Raifort*** - Irritant pour les yeux, la peau, le nez et les muqueuses.
- ***Jaborandi Leaf*** - Toxine orale, irritante pour la peau.
- ***Moutarde*** - Irritant pour la peau et les muqueuses.
- ***Origanum*** - Irritant pour la peau et les muqueuses

- *Pin nain* - Irritant pour la peau.
- *Sassafras brésilien* - Interdit par la FDA comme cancérigène et peut être toxique même en petites quantités.
- *Savin* - Irritant pour la peau.
- *Bois de santal* - Toxique pour la peau et si pris par voie orale.
- *Tanchisie* - Peut causer des convulsions, des vomissements, des saignements utérins et la mort par suite d'une insuffisance organique ou respiratoire.
- *Cedarea de Cedro Thuja*
- *Thuja Plicata* - Peut être une neurotoxine.
- *Wintergreen* - Peut irriter la peau, surtout chez les personnes sensibles à l'aspirine. L'huile elle-même est toxique.
- *Graine de ver* - Toxique pour le foie et les reins, supprime la fonction cardiaque.

- ***Wormwood - La*** consommation peut causer des hallucinations visuelles et auditives et une dépendance. Il peut aussi causer des convulsions et être une neurotoxine.

Certaines huiles essentielles sont très toxiques et ne devraient jamais être utilisées en aucune circonstance.

Huiles essentielles à éviter complètement

- Mugwart
- Pennyroyal
- Rue
- Sauge

Comment commencer par l'aromathérapie ?

Si vous commencez votre voyage avec les huiles essentielles et l'aromathérapie, il existe quelques huiles qui vous aideront à démarrer. Ce sont quelques-unes des huiles essentielles les plus faciles à trouver et polyvalentes. Ils ne sont pas seulement utilisés à des fins thérapeutiques, mais peuvent également être utilisés dans de nombreuses autres applications.

Il s'agit notamment de la fabrication de produits de nettoyage naturels et du jardinage. En plus des huiles, vous aurez besoin d'un moyen de les introduire dans vos poumons. Un diffuseur d'arôme est une bonne façon de le faire.

Un diffuseur d'odeurs diffuse rapidement les huiles essentielles dans l'air et les diffuse dans toute la pièce, vous permettant ainsi d'obtenir votre thérapie simplement en vous relaxant et en respirant profondément. Ils sont offerts dans toutes sortes de formes et de styles afin que vous puissiez en acheter un qui s'harmonise avec le décor de chaque pièce de votre maison.

Certains fonctionnent à l'aide d'une flamme nue, tandis que d'autres fonctionnent à l'électricité. Vous pouvez même obtenir les diffuseurs d'aromathérapie qui fonctionnent dans votre voiture.

➢ *Lavande*

La lavande est une huile essentielle non toxique et non irritante. Il est extrait par distillation à la vapeur d'eau des pointes florales de la lavande. La lavande a longtemps été un remède populaire utilisé pour soulager les maux d'estomac. La lavande a des propriétés calmantes et revitalisantes.

L'huile de lavande doit être de couleur jaune pâle à jaune pâle à l'odeur douce avec des teintes florales et boisées. Se mélange bien avec d'autres huiles essentielles florales et d'agrumes.

En tant qu'aromathérapie, elle présente de nombreux avantages pour la santé. Son arôme agréable et apaisant le rend utile dans le traitement des nerfs et des maux de tête, de l'anxiété, de la dépression et du stress émotionnel. Il augmente également l'endurance mentale et calme l'épuisement.

L'huile essentielle de lavande est souvent recommandée pour traiter l'insomnie, car son odeur peut induire le sommeil. Le massage à l'huile de lavande peut remédier à toutes sortes de douleurs et d'inconforts, même lorsqu'il est profond dans les articulations.

La forme de vapeur d'huile de lavande est utilisée pour traiter tous les types de problèmes respiratoires, y compris le rhume, la grippe, la congestion thoracique, la coqueluche, la congestion des sinus et l'asthme. La lavande a été utilisée pour favoriser une bonne circulation sanguine et stimuler la production de fluides gastriques pour le traitement des maladies gastriques.

> ### *Arbre à thé*

L'huile essentielle d'arbre à thé est également un produit non toxique et non irritant, mais peut provoquer une sensibilisation chez certaines personnes. Cette huile est extraite par distillation à la vapeur d'eau des feuilles et des rameaux de l'arbre à thé.

L'arbre à thé est utilisé depuis longtemps par les Aborigènes d'Australie et doit son nom à son utilisation comme tisane. L'huile doit être vert jaune pâle ou blanc d'eau. Le Tea Tree se mélange bien avec les huiles de lavande, de sauge, de romarin et de nombreuses épices.

L'huile d'arbre à thé est connue pour

être antibactérienne, antimicrobienne, antiseptique et antivirale. Bref, on peut presque l'appeler un remède à tout parce qu'il possède de nombreuses propriétés de protection contre les maladies et les germes. En Australie, on le trouve dans presque toutes les maisons à cause de ces propriétés.

L'huile d'arbre à thé peut être utilisée comme antibactérien pour guérir tous les types d'infections bactériennes, y compris le traitement des plaies. En aromathérapie, il peut être utilisé pour traiter la toux, le rhume, la congestion et la bronchite. Il peut également tenir à distance les infections fongiques et même guérir les dermatites et les pieds d'athlète. L'arbre à thé peut être utilisé comme stimulant des hormones et de la circulation et pour stimuler le système immunitaire. L'huile d'arbre à thé peut aider à éliminer les toxines en ouvrant les pores et en favorisant la transpiration qui élimine l'acide urique et l'excès de sel et d'eau de votre corps.

Plus d'huiles essentielles....

➢ *Menthe*

L'huile essentielle de menthe poivrée n'est pas toxique et lorsqu'elle est diluée, elle n'irrite pas. Peut irriter la peau en raison des propriétés du menthol qu'il contient et doit être utilisé avec modération.

L'utilisation de la menthe poivrée a été vue dans les tombes égyptiennes depuis 1000 av. J.-C. Elle a également une histoire d'utilisation en Chine et au Japon depuis les temps anciens pour traiter toutes sortes d'anomalies sanitaires.

L'huile essentielle de menthe poivrée doit être de couleur jaune pâle ou verdâtre. Il a un arôme fort de menthe. La menthe poivrée se marie bien avec d'autres arômes de menthe poivrée comme l'eucalyptus, ainsi que le romarin et la lavande.

La menthe poivrée a été étudiée dans la communauté scientifique et ses bienfaits pour la santé ont été prouvés. Pour cette raison, l'huile de menthe poivrée est disponible sous forme de comprimés. Il contient de nombreux minéraux et nutriments tels que le fer, le magnésium, le calcium, les acides gras oméga-3 et les vitamines A et C.

La menthe poivrée est un excellent remède aux problèmes respiratoires et est largement utilisée comme expectorant pour éliminer la congestion nasale et respiratoire. En aromathérapie, il peut être utilisé pour traiter les nausées, les maux de tête, la dépression et le stress. Il est également connu pour traiter le syndrome du côlon irritable. En tant que produit de soin de la peau, l'huile de menthe poivrée peut améliorer la peau grasse et régénérer la peau opaque.

> ### *Camomille*

La camomille est un produit non toxique et non irritant. Elle est extraite par distillation à la vapeur d'eau de la plante de camomille en fleur. La camomille est utilisée depuis plus de 2000 ans en Europe à des fins médicinales. L'huile doit être d'un bleu pâle qui devient jaune en vieillissant. Il aura une odeur chaude, fruitée et sucrée. La camomille se mélange bien avec la lavande et le géranium, ainsi que la sauge et le jasmin.

La camomille est bien connue pour ses propriétés calmantes. A tel point qu'il peut être utilisé en aromathérapie pour traiter les troubles nerveux, les maux de tête et les migraines. Il est également utilisé pour soulager les allergies et l'asthme. Beaucoup de femmes l'utilisent pour traiter le syndrome prémenstruel ou pour soulager les poussées dentaires ou les coliques du bébé.

> ### *Eucalyptus*

L'eucalyptus est relativement nouveau

dans la famille de l'aromathérapie, car il n'est utilisé que depuis des siècles. Ce n'est pas un irritant, mais il peut être extrêmement toxique en cas d'ingestion.

Elle est incolore comme une huile essentielle, mais a un parfum distinct de pin. L'huile essentielle provient des feuilles de l'eucalyptus à feuilles persistantes originaire d'Australie.

Comme l'aromathérapie est utilisée pour traiter les problèmes respiratoires tels que sinusite, congestion nasale, maux de gorge, écoulement nasal, toux, rhumes et bronchites. Il est capable de traiter tous ces maux car il est antibactérien, antifongique et décongestionnant naturel.

L'eucalyptus a également un arôme frais et rafraîchissant qui le rend idéal pour traiter l'épuisement et les troubles mentaux.

L'eucalyptus peut également être utilisé à la maison comme désodorisant, dans la fabrication de savons naturels, dans les saunas pour ses propriétés antiseptiques, et même dans les bains de bouche ou les dentifrices.

> ### *Géranium*

Le géranium a de nombreuses propriétés curatives, mais peut causer une certaine sensibilisation et influencer les sécrétions hormonales, il ne devrait donc pas être utilisé par les femmes enceintes. L'huile de géranium se mélange bien avec la citronnelle, la lavande, l'orange, le citron et le jasmin.

Utilisée en aromathérapie, l'huile de géranium est un grand astringent. Favorise l'étirement musculaire pour empêcher la peau de se relâcher.

Il possède des propriétés antibactériennes et antimicrobiennes pour aider à prévenir les infections de plusieurs types.

L'huile essentielle est également connue pour être cytophilactique, ce qui signifie qu'elle stimule la croissance cellulaire. Il peut également être utilisé pour traiter de nombreux troubles mentaux tels que la dépression, l'anxiété, la colère et le syndrome prémenstruel.

> ## *Romarin*

Bien que le romarin soit considéré comme non toxique et non irritant lorsqu'il est dilué, il doit être évité par les épileptiques, les femmes enceintes et les personnes hypertendues.

Les pointes florales du romarin passent par un processus de distillation à la vapeur d'eau pour former l'huile essentielle. Il doit être liquide clair ou jaune pâle avec une forte odeur de menthe à base de plantes. Le romarin est l'une des premières plantes à être utilisée à la fois pour l'alimentation et la médecine. Au Moyen-Âge, on l'utilisait pour se protéger contre la peste et expulser les mauvais esprits.

Utilisée en aromathérapie, l'huile de

romarin peut aider à augmenter l'endurance mentale et l'activité cérébrale. Il peut également traiter la dépression, le stress mental et la perte de mémoire. Lorsque vous inhalez du romarin, vous vous sentirez immédiatement remonté, ce qui le rend excellent pour soulager la fatigue. Il peut également dégager les voies respiratoires et soulager les maux de gorge, les rhumes et la toux.

Autour de votre maison, le romarin peut être utilisé comme désodorisant et comme huile de bain.

➢ *Thym*

L'huile essentielle de thym est extraite par distillation à la vapeur d'eau des feuilles et des fleurs fraîches ou partiellement séchées du thym. L'huile doit être rouge, brune ou orange. Il a une odeur épicée, épicée. Le thym a été l'une des premières plantes utilisées dans les phytothérapies occidentales, principalement pour les problèmes respiratoires et digestifs.

Le thym est un antibactérien, lorsqu'il est utilisé sous sa forme aromatique, il peut empêcher la croissance des bactéries à l'intérieur et à l'extérieur de votre corps. Il est capable de guérir les infections pulmonaires, laryngées et pharyngées sans affecter le reste de vos organes, comme les médicaments contre la toux. Le thym est également connu pour stimuler la mémoire et traiter la dépression.

L'huile essentielle de thym est utilisée comme insecticide à la maison et dans le corps. Il peut également aider à traiter la mauvaise haleine et les odeurs corporelles.

➤ *Citron*

L'huile essentielle de citron n'est pas toxique, mais peut causer des irritations cutanées, il faut donc l'utiliser avec modération. L'huile de citron est phototoxique, donc l'exposition au soleil est déconseillée. En Espagne, le citron est connu comme un remède qui est utilisé pour tout, de la fièvre à l'arthrite.

L'huile aura une couleur jaune verdâtre pâle qui deviendra marron en vieillissant. Il a un léger parfum d'agrumes et se marie bien avec le fenouil, la lavande, le bois de santal et la camomille.

Le citron est très populaire pour la cuisine et pour son arôme frais. Comme une aromathérapie peut aider à soulager le stress, l'anxiété et la fatigue.

L'odeur du citron aide à augmenter la concentration et la vigilance et donne un sens général positif à ceux qui l'inhalent. Le citron a également été utilisé dans le traitement de la toux et du rhume et dans le traitement de l'asthme.

La quantité élevée de vitamines dans l'huile de citron en fait un stimulant pour le système immunitaire. Il peut également améliorer la circulation sanguine et stimuler les globules blancs, ce qui aide à mieux combattre les maladies. Le citron a également été utilisé comme une aide à la perte de poids.

En tant que nettoyant ménager, le citron peut être utilisé sur les surfaces métalliques telles que les couteaux pour les désinfecter. Il peut également être utilisé dans les savons et les nettoyants pour le visage car il a des propriétés antiseptiques.

> ## *Girofle*

L'huile de clou de girofle doit être utilisée avec le plus grand soin. Peut causer une irritation des muqueuses et une grave irritation de la peau. A ce titre, il ne doit être utilisé qu'avec modération et bien dilué.

Les germes, feuilles, tiges et tiges du clou de girofle sont distillés à l'eau pour en extraire l'huile essentielle. Il doit avoir une couleur jaune pâle avec un arôme épicé.

Le clou de girofle se mélange bien avec la sauge, le poivre jamaïcain, la lavande et la rose. Les clous de girofle sont utilisés dans le monde entier depuis des siècles. Il peut être utilisé pour assaisonner les aliments ainsi que pour des bienfaits médicinaux. Les clous de girofle contiennent de nombreux minéraux, notamment du calcium, du fer, du potassium et des vitamines A et C.

Le clou de girofle présente de nombreux avantages pour la santé, en particulier sous la forme de soins dentaires. Il a des propriétés germicides qui aident à soulager les maux de dents, les plaies de gencive et les aphtes. Il peut également aider à soulager un mal de gorge.

L'ongle est aphrodisiaque, ce qui en fait un excellent anti-stress lorsqu'il est utilisé en aromathérapie. Elle peut aussi avoir un effet stimulant et aider à soulager la fatigue. Les clous de girofle peuvent également être utilisés pour traiter les maux de tête, la bronchite, l'asthme, la toux et le rhume. Les femmes enceintes peuvent utiliser des clous de girofle pour soulager les nausées et les vomissements qui surviennent souvent pendant la grossesse.

Les cigarettes au clou de girofle sont depuis longtemps une alternative populaire au tabac traditionnel. Il fut un temps où l'on pensait que l'ajout de clous de girofle pouvait contrecarrer les effets négatifs du tabagisme, ce qui s'est avéré être faux depuis. L'American Cancer Society souligne qu'il n'existe aucune preuve scientifique que les ongles guérissent le cancer de quelque façon que ce soit.

Les propriétés des huiles essentielles

Les propriétés des huiles essentielles sont ce qui les rend si bénéfiques. Bien que la plupart d'entre eux sentent bon, ce n'est qu'un sous-produit de leur bénéfice réel. Le terme huile essentielle peut sembler simple, mais en réalité ce sont des composés chimiques complexes.

Les ingrédients des huiles essentielles sont organiques car ils sont constitués d'une structure de molécules. Cette structure est constituée d'atomes de carbone et liée par des atomes d'hydrogène.

Des atomes d'oxygène, d'azote et de soufre peuvent également être présents dans certaines huiles essentielles. En vous familiarisant avec la composition chimique des huiles essentielles, vous pouvez comprendre comment elles peuvent être bénéfiques pour votre santé. En retour, vous comprendrez aussi pourquoi certaines huiles sont dangereuses.

Principaux produits chimiques dans les huiles essentielles

✓ Monoterpènes aux propriétés antiseptiques et cicatrisantes.

✓ Les sesquiterpènes sont anti-inflammatoires et anti-inflammatoires, ils ont aussi des propriétés calmantes.

✓ Les phénols sont un stimulant et sont mieux utilisés en petites quantités.

✓ Les alcools sont des antiseptiques, des antibactériens, des antibiotiques et des antifongiques. Ils stimulent également le système immunitaire.

✓ Les éthers sont antibactériens, antispasmodiques et anti-inflammatoires.

✓ Les cétones ont des propriétés relaxantes et sédatives. Ils sont également un anticoagulant et peuvent stimuler le système immunitaire.

✓ Les aldéhydes peuvent également être utilisés comme anti-inflammatoires et pour calmer les nerfs.

✓ Les coumarines sont des anticoagulants et des anticoagulants. Ils peuvent également être utilisés comme sédatifs.

Combinaisons de maisons

Rappelez-vous que les huiles essentielles sont très fortes, alors suivez chaque recette très attentivement. Moins c'est plus quand on traite avec des huiles essentielles.

> ## Mélanges pour diffuseurs

Pour l'attention - 1 goutte de cyprès, 2 gouttes de cèdre, 2 gouttes de citron, 1 goutte de pin.

Pour recharger - 2 gouttes de fenouil, 3 gouttes de genièvre, 3 gouttes de citronnelle.

En état d'alerte - 2 gouttes d'eucalyptus, 3 gouttes de romarin, 3 gouttes de mandarine.

Pour la Motivation - 2 gouttes de Basilic, 4 gouttes de Bergamote, 1 goutte de Girofle, 2 gouttes de Gingembre.

Pour la lucidité - 2 gouttes de Baie, 3 gouttes de Gingembre, 2 gouttes de Romarin.

Pour le calme - 2 gouttes de camomille, 3 gouttes de lavande, 2 gouttes de marjolaine.

Pour l'harmonie - 2 gouttes de Benjuí, 2 gouttes de Rosa, 3 gouttes de Verbena.

Pour la tranquillité d'esprit - 4 gouttes de Bergamote, 2 gouttes de Salvia Claria, 3 gouttes de Cyprès.

Pour Calmer - 2 gouttes d'encens, 3 gouttes de Mélisse, 2 gouttes de Patchouli.

Pour augmenter la socialisation - 3 gouttes de Litsea Cubeba, 3 gouttes de Romarin.

Pour se détendre - 3 gouttes de Lavande, 1 goutte de Bois de Santal.

Pour la cuisine - 1 goutte de basilic, 3 gouttes de citron, 2 gouttes de romarin.

Pour le bain - 1 goutte de basilic, 3 gouttes de citron, 2 gouttes de romarin.

Pour la chambre à coucher - 2 gouttes de bergamote, 3 gouttes de jasmin, 2 gouttes d'Ylang Ylang.

Pour l'Office - 2 gouttes de cumin, 3 gouttes d'encens, 2 gouttes de gingembre.

> ➢ **Recettes d'entretien ménager**

Désodorisant en aérosol pour salle de bains

Remplissez une bouteille avec 500 ml d'eau distillée et ajoutez les huiles essentielles suivantes :

- ✓ huile essentielle cannelle 5 gouttes
- ✓ huile essentielle d'eucalyptus 5 gouttes

- ✓ huile essentielle de citron 5 gouttes
- ✓ 5 gouttes d'huile essentielle de sauge
- ✓ huile essentielle de thym 5 gouttes
- ✓ huile essentielle de bergamote 10 gouttes
- ✓ 10 gouttes d'huile essentielle de Citronnelle
- ✓ Huile Essentielle de Lavande 10 gouttes
- ✓ 10 gouttes d'huile essentielle de Tea Tree

Bien agiter ce mélange avant chaque utilisation. Vaporisez chaque jour pour garder votre salle de bain fraîche et propre.

Nettoyant pour lavande et arbre à thé

- ✓ 1 cuillère à soupe de borax

- ✓ 2 cuillères à soupe de vinaigre blanc
- ✓ 2 c. eau chaude
- ✓ 1/4 t. d'huile essentielle de lavande
- ✓ 3 gouttes d'huile essentielle de Tea Tree

Mélanger tous les ingrédients et remuer jusqu'à ce que les ingrédients secs se dissolvent. Verser dans un flacon pulvérisateur pour un stockage et une utilisation à long terme. Vaporiser au besoin sur toute surface sauf le verre. Frotter et rincer avec un chiffon propre et humide.

Spray désinfectant

- ✓ 3 gouttes de feuilles de cannelle
- ✓ 5 gouttes d'aiguilles de pin
- ✓ 2 gouttes d'encens
- ✓ bergamote de 10 gouttes
- ✓ 1/8 t. Concentré solaire
- ✓ 30 onces d'eau

Combinez les huiles essentielles avec Sunshine Concentrate et l'eau dans un vaporisateur de 32 onces. Vaporiser et sécher la surface. Désinfecte les comptoirs, les poêles et les tuiles.

Nettoyeur à micro-ondes

- ✓ 1/4 tasse de bicarbonate de soude
- ✓ 1 cuillère à café de vinaigre
- ✓ huile essentielle de citron 6 gouttes

Conseils d'utilisation : Mélanger les ingrédients pour obtenir une pâte. Appliquer à l'intérieur du micro-ondes avec une éponge. Rincer et laisser sécher la porte ouverte pendant 15 minutes.

Laver le plateau tournant en verre à la main. Cette recette éliminera les odeurs des aliments.

Nettoyant pour sols

- ✓ 1/4 tasse de vinaigre blanc par seau d'eau
- ✓ huile de citron de 10 gouttes
- ✓ huile d'origan de 4 gouttes

Formule de base pour le nettoyage du bois

- ✓ 1/4 tasse de vinaigre blanc distillé
- ✓ 1/4 tasse d'eau
- ✓ 1/2 cuillère à café de savon liquide Castilla
- ✓ 5 gouttes d'huile de jojoba ou d'olive

Mélanger les ingrédients dans un bol. Saturer une éponge et presser l'excédent. Laver les surfaces de bois usées et sales. L'odeur du vinaigre se dissipera bientôt.

Sécher avec un chiffon doux.

Exfoliant doux et crémeux

- ✓ 2 tasses de bicarbonate de soude
- ✓ ½ tasse de savon liquide castilla
- ✓ 4 cuillères à café de glycérine végétale (agit comme conservateur)
- ✓ 5 gouttes d'huile essentielle antibactérienne telle que lavande, théier ou romarin.

Pour les travaux exceptionnellement difficiles, saupoudrez d'abord de vinaigre, puis asseyez-vous et continuez à frotter.

Conclusion

L'utilisation des huiles essentielles peut être bénéfique pour la santé. Ces produits sous leur forme naturelle favorisent le bien-être général de ceux qui les utilisent. Au lieu d'utiliser des produits chimiques complexes fabriqués par l'homme, vous utilisez des produits que la nature a conçus.

Non seulement pouvez-vous maintenir votre santé, mais vous pouvez aussi vous protéger contre des maladies comme le rhume et la grippe en inhalant simplement de belles fragrances dans votre maison, votre voiture ou votre bureau. L'utilisation des huiles essentielles améliorera votre santé et augmentera votre niveau d'énergie.

L'aromathérapie peut même soulager les tensions et calmer les nerfs. En utilisant ces composés organiques complexes, vous pouvez vous sentir mieux et paraître mieux.

En plus d'améliorer la santé de la tête et des pieds, l'aromathérapie vous permet d'éviter l'utilisation d'autres produits dangereux. Lorsque vous utilisez les recettes de la nature pour lutter contre tout, du diabète aux maladies cardiaques, vous êtes libéré des effets secondaires des drogues synthétiques.

Si vous avez encore besoin d'un traitement sur ordonnance, vous pouvez utiliser l'aromathérapie en association avec eux. Assurez-vous de consulter votre médecin avant de mélanger des produits chimiques ou si vous êtes enceinte ou si vous avez un problème de santé continu.

Si vous commencez votre voyage dans le monde de l'aromathérapie, le kit énuméré ici est un excellent moyen de commencer. Il vous fournit des huiles couramment utilisées qui peuvent être utilisées dans de nombreuses recettes.

Vous devriez prendre le temps de vous familiariser avec les huiles qui peuvent être dangereuses, surtout lorsqu'il s'agit de vos problèmes de santé. Rappelez-vous qu'il n'y a pas deux personnes qui se ressemblent, alors ce qui n'est pas irritant pour une autre personne ne l'est peut-être pas pour vous. Des tests simples peuvent vous aider à déterminer si vous serez allergique à une huile.

En tant que débutant dans le domaine de l'aromathérapie, vous devez également tenir compte des précautions de sécurité et des huiles dangereuses. Certains vendeurs moins scrupuleux, surtout en ligne, continueront à vendre des choses que vous ne devriez pas utiliser en aromathérapie. Si vous voyez quelque chose qui semble suspect, faites confiance à votre enquête et évitez-la.

Une fois que vous aurez découvert les bienfaits des huiles essentielles, vous vous demanderez comment vous avez pu vivre sans elles. Bientôt, votre maison sera exempte de produits chimiques artificiels pour nettoyer et traiter les maladies.

Ne sous-estimez pas le pouvoir de débarrasser votre maison de l'odeur de l'eau de Javel et des nettoyants ménagers puissants. Imaginez ce que cela fait à votre système respiratoire de transporter ces odeurs dans vos poumons. Pensez maintenant à ce que l'on ressent lorsqu'on respire de l'air frais et sain. C'est ce qui arrive quand les huiles essentielles sont utilisées pour garder la maison propre. Vous et toute votre famille pouvez respirer plus facilement et vous sentir mieux. Tout cela grâce à l'utilisation d'huiles essentielles de la nature par l'aromathérapie.

L'aromathérapie est pour vous. Votre objectif est d'améliorer votre santé et votre bien-être. Tous les outils dont vous avez besoin sont des huiles naturelles de haute qualité et des recettes. Le plus important est de savoir qu'il n'est pas nécessaire de se blesser pour garder son corps et sa maison exempts de germes, de bactéries et d'énergie négative.

Construisez une trousse pour débutants et commencez à guérir avec des huiles essentielles. Une fois que vous l'avez fait, votre seul travail est de respirer.

Maintenant oui, je vous souhaite le meilleur dans vos résultats, et rappelez-vous que tout est pratique ; la théorie sans l'action ne vous est d'aucune utilité.

Un gros câlin, ton ami Jorge !

D'ailleurs, lorsque vous obtiendrez vos résultats petit à petit, je vous recommande vivement, si vous voulez apprendre à améliorer votre spiritualité personnelle et émotionnelle, mon livre sur "COMMENT ACCROÎTRE VOTRE SPIRITUALITÉ EMOTIONNELLE ET PERSONNELLE", est un livre qui je suis sûr vous aidera beaucoup sur votre chemin "de croissance personnelle, émotionnelle et spirituelle".

Sans plus attendre, vous pouvez le trouver dans le moteur de recherche Amazonien, comme : "Comment augmenter votre spiritualité émotionnelle et personnelle" ou en cherchant mon nom, comme : "Jorge O. Chiesa".... Encore une fois, je vous souhaite beaucoup de succès dans vos résultats !

www.ingramcontent.com/pod-product-compliance
Lightning Source LLC
Chambersburg PA
CBHW072119280526
45788CB00006B/2562